RECETAS DE LA FREIDORA DE AIRE

2021

DELICIOSAS Y SALUTABLES RECETAS DE APERITIVOS
PARA PRINCIPIANTES Y USUARIOS AVANZADOS

JENNIFER WILSON

2

Tabla de contenido

Introducción

¿Está siempre buscando formas más fáciles y modernas de cocinar las mejores comidas para usted y todos sus seres queridos?

¿Busca constantemente aparatos de cocina útiles que hagan más divertido su trabajo en la cocina?

Bueno, ¡ya no necesitas buscar! Te presentamos hoy el mejor electrodoméstico de cocina disponible estos días en el mercado: ¡la freidora!

Las freidoras de aire son simplemente las mejores herramientas de cocina por muchas razones.

¿Está interesado en descubrir más sobre las freidoras de aire? Entonces, ¡preste atención a continuación!

En primer lugar, debe saber que las freidoras de aire son aparatos de cocina especiales y revolucionarios que cocinan sus alimentos mediante la circulación de aire caliente. Estas herramientas utilizan una tecnología especial llamada tecnología de aire rápido. Por tanto, toda la comida que cocines en estas freidoras es suculenta por dentro y perfectamente cocida por fuera.

Lo siguiente que debe averiguar sobre las freidoras de aire es que le permiten cocinar, hornear, cocinar al vapor y asar prácticamente todo lo que pueda imaginar.

Por último, pero no menos importante, debe saber que las freidoras le ayudan a cocinar sus comidas de una manera mucho más saludable.
Tantas personas en todo el mundo simplemente se enamoraron de esta gran y sorprendente herramienta y ahora es tu turno de convertirte en uno de ellos.

Así que... para resumir, ¡le recomendamos que compre una freidora de aire de inmediato y que obtenga este diario de cocina lo antes posible!

¡Podemos asegurarle que todas las comidas que cocine en su freidora sabrán tan bien y que todos admirarán sus habilidades culinarias a partir de ahora!

¡Entonces empecemos!
¡Diviértete cocinando con tu gran freidora!

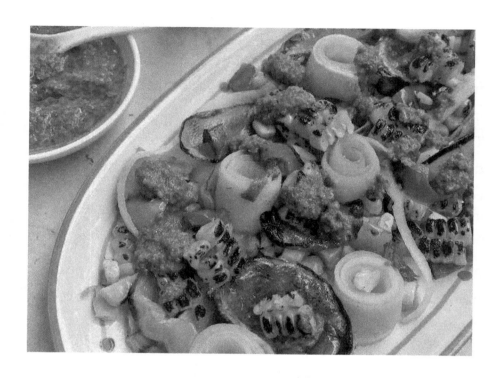

Recetas de aperitivos para freidoras de aire

Chips de plátano

Tiempo de preparación: 10 minutos Tiempo de cocción: 15 minutos Porciones: 4

Ingredientes:

- 4 plátanos, pelados y en rodajas
- Una pizca de sal
- ½ cucharadita de cúrcuma en polvo
- ½ cucharadita de chaat masala
- 1 cucharadita de aceite de oliva

Direcciones:

1. En un bol, mezcla las rodajas de plátano con sal, cúrcuma, chaat masala y aceite, revuelve y deja reposar por 10 minutos.
2. Transfiera las rodajas de plátano a su freidora precalentada a 360 grados F y cocínelas durante 15 minutos volteándolas una vez.
3. Sirve como bocadillo.

¡Disfrutar!

Nutrición: calorías 121, grasa 1, fibra 2, carbohidratos 3, proteína 3

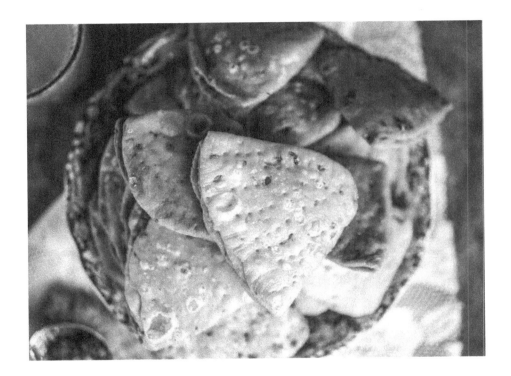

Rollitos de primavera

Tiempo de preparación: 10 minutos Tiempo de cocción: 25 minutos Porciones: 8

Ingredientes:

- 2 tazas de col verde, rallada
- 2 cebollas amarillas picadas
- 1 zanahoria rallada
- ½ ají, picado
- 1 cucharada de jengibre rallado
- 3 dientes de ajo picados
- 1 cucharadita de azucar
- Sal y pimienta negra al gusto
- 1 cucharadita de salsa de soja
- 2 cucharadas de aceite de oliva
- 10 hojas de rollitos de primavera
- 2 cucharadas de harina de maíz
- 2 cucharadas de agua

Direcciones:

1. Calienta una sartén con el aceite a fuego medio, agrega repollo, cebolla, zanahoria, ají, jengibre, ajo, azúcar, sal,

pimienta y salsa de soja, revuelve bien, cocina por 2-3 minutos, retira del fuego y enfría .

2. Corte las hojas de rollitos de primavera en cuadrados, divida la mezcla de repollo en cada uno y enróllelos.

3. En un bol, mezcla la harina de maíz con agua, revuelve bien y sella los rollitos de primavera con esta mezcla.

4. Coloque los rollitos de primavera en la canasta de su freidora y cocínelos a 360 grados F durante 10 minutos.

5. Voltee el rollo y cocínelos por 10 minutos más.

6. Disponer en una fuente y servirlos como aperitivo.

¡Disfrutar!

Nutrición: calorías 214, grasa 4, fibra 4, carbohidratos 12, proteína 4

Chips de rábano crujientes

Tiempo de preparación: 10 minutos Tiempo de cocción: 10 minutos Porciones: 4

Ingredientes:

- Spray para cocinar
- 15 rábanos, en rodajas
- Sal y pimienta negra al gusto
- 1 cucharada de cebollino picado

Direcciones:

1. Coloque las rodajas de rábano en la canasta de su freidora, rocíelas con aceite de cocina, sazone con sal y pimienta negra al gusto, cocínelas a 350 grados F durante 10 minutos, gírelas a la mitad, transfiéralas a tazones y sírvalas con cebollino espolvoreado encima.

¡Disfrutar!

Nutrición: calorías 80, grasa 1, fibra 1, carbohidratos 1, proteína 1

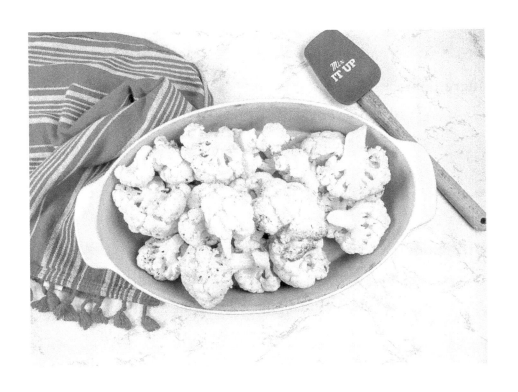

Palitos de cangrejo

Tiempo de preparación: 10 minutos Tiempo de cocción: 12 minutos Porciones: 4

Ingredientes:

- 10 palitos de cangrejo, cortados por la mitad
- 2 cucharaditas de aceite de sésamo
- 2 cucharaditas de condimento cajún

Direcciones:

1. Coloque palitos de cangrejo en un tazón, agregue aceite de sésamo y condimento cajún, mezcle, transfiéralos a la canasta de su freidora y cocine a 350 grados F durante 12 minutos, coloque en una fuente y sirva como aperitivo.

¡Disfrutar!

Nutrición: calorías 110, grasa 0, fibra 1, carbohidratos 4, proteína 2

Encurtidos de eneldo fritos al aire

Tiempo de preparación: 10 minutos Tiempo de cocción: 5 minutos Porciones: 4

Ingredientes:

- 16 onzas de pepinillos encurtidos en frasco, cortados en gajos y secados
- ½ taza de harina blanca
- 1 huevo
- ¼ taza de leche
- ½ cucharadita de ajo en polvo
- ½ cucharadita de pimentón dulce
- Spray para cocinar
- ¼ de taza de salsa ranch

Direcciones:

1. En un bol, combine la leche con el huevo y bata bien.
2. En un segundo tazón, mezcle la harina con sal, ajo en polvo y pimentón y revuelva también.
3. Sumerja los pepinillos en harina, luego en la mezcla de huevo y nuevamente en harina y colóquelos en su freidora.
4. Engrase con aceite en aerosol, cocine las rodajas de pepinillos a 400 grados F durante 5 minutos, transfiéralas a un tazón y sírvalas con salsa ranch a un lado.

¡Disfrutar!

Nutrición: calorías 109, grasa 2, fibra 2, carbohidratos 10, proteína 4

Snack de garbanzos

Tiempo de preparación: 10 minutos Tiempo de cocción: 10 minutos Porciones: 4

Ingredientes:

- 15 onzas de garbanzos enlatados, escurridos
- ½ cucharadita de comino molido
- 1 cucharada de aceite de oliva
- 1 cucharadita de pimentón ahumado
- Sal y pimienta negra al gusto

Direcciones:

1. En un tazón, mezcle los garbanzos con aceite, comino, pimentón, sal y pimienta, revuelva para cubrir, colóquelos en la canasta de su freidora y cocine a 390 grados F durante 10 minutos.
2. Dividir en tazones y servir como refrigerio.

¡Disfrutar!

Nutrición: calorías 140, grasa 1, fibra 6, carbohidratos 20, proteína 6

Bolas de salchicha

Tiempo de preparación: 10 minutos Tiempo de cocción: 15 minutos Porciones: 9

Ingredientes:

- 4 onzas de carne de salchicha molida
- Sal y pimienta negra al gusto
- 1 cucharadita de salvia
- ½ cucharadita de ajo picado
- 1 cebolla pequeña picada
- 3 cucharadas de pan rallado

Direcciones:

1. En un bol, mezcle la salchicha con sal, pimienta, salvia, ajo, cebolla y pan rallado, revuelva bien y forme bolitas con esta mezcla.

2. Colóquelos en la canasta de su freidora, cocine a 360 grados F durante 15 minutos, divídalos en tazones y sirva como refrigerio.

¡Disfrutar!

Nutrición: calorías 130, grasa 7, fibra 1, carbohidratos 13, proteína 4

Dip de pollo

Tiempo de preparación: 10 minutos Tiempo de cocción: 25 minutos Porciones: 10

Ingredientes:

- 3 cucharadas de mantequilla derretida
- 1 taza de yogur
- 12 onzas de queso crema
- 2 tazas de carne de pollo, cocida y desmenuzada
- 2 cucharaditas de curry en polvo
- 4 cebolletas picadas
- 6 onzas de queso Monterey jack, rallado
- 1/3 taza de pasas
- ¼ taza de cilantro picado
- ½ taza de almendras en rodajas
- Sal y pimienta negra al gusto
- ½ taza de chutney

Direcciones:

1. En un bol mezcle el queso crema con el yogur y bata con la batidora.

2. Agrega curry en polvo, cebolletas, carne de pollo, pasas, queso, cilantro, sal y pimienta y revuelve todo.

3. Extienda esto en una fuente para hornear que coloque su freidora, espolvoree almendras encima, colóquela en la freidora, hornee a 300 grados durante 25 minutos, divida en tazones, cubra con chutney y sirva como aperitivo.

¡Disfrutar!

Nutrición: calorías 240, grasa 10, fibra 2, carbohidratos 24, proteína 12

Palomitas de maíz dulce

Tiempo de preparación: 5 minutos Tiempo de cocción: 10 minutos Porciones: 4

Ingredientes:

- 2 cucharadas de granos de elote
- 2 y ½ cucharadas de mantequilla
- 2 onzas de azúcar morena

Direcciones:

1. Coloque los granos de maíz en la sartén de su freidora, cocine a 400 grados F durante 6 minutos, transfiéralos a una bandeja, extiéndalos y déjelos a un lado por ahora.
2. Calentar una sartén a fuego lento, agregar la mantequilla, derretir, agregar el azúcar y remover hasta que se disuelva.
3. Agregue las palomitas de maíz, mezcle para cubrir, retire del fuego y extienda nuevamente en la bandeja.
4. Enfriar, dividir en tazones y servir como bocadillo.

¡Disfrutar!

Nutrición: calorías 70, grasa 0.2, fibra 0, carbohidratos 1, proteína 1

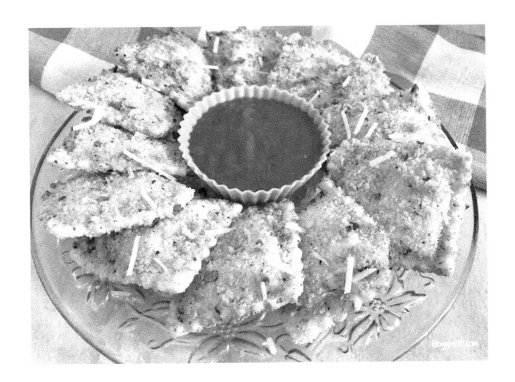

Chips de manzana

Tiempo de preparación: 10 minutos Tiempo de cocción: 10 minutos Porciones: 2

Ingredientes:

- 1 manzana, sin corazón y en rodajas
- Una pizca de sal
- ½ cucharadita de canela en polvo
- 1 cucharada de azúcar blanca

Direcciones:

1. En un tazón, mezcle las rodajas de manzana con sal, azúcar y canela, mezcle, transfiera a la canasta de su freidora, cocine durante 10 minutos a 390 grados F volteando una vez.
2. Divida los chips de manzana en tazones y sírvalos como bocadillo.

¡Disfrutar!

Nutrición: calorías 70, grasa 0, fibra 4, carbohidratos 3, proteína 1

Palitos de pan

Tiempo de preparación: 10 minutos Tiempo de cocción: 10 minutos Porciones: 2

Ingredientes:

- 4 rebanadas de pan, cada una cortada en 4 barras
- 2 huevos
- ¼ taza de leche
- 1 cucharadita de canela en polvo
- 1 cucharada de miel
- ¼ taza de azúcar morena
- Una pizca de nuez moscada

Direcciones:

1. En un bol, mezcle los huevos con la leche, el azúcar morena, la canela, la nuez moscada y la miel y bata bien.
2. Sumerja los palitos de pan en esta mezcla, colóquelos en la canasta de su freidora y cocine a 360 grados F durante 10 minutos.
3. Divida los palitos de pan en tazones y sirva como bocadillo.

¡Disfrutar!

Nutrición: calorías 140, grasa 1, fibra 4, carbohidratos 8, proteína 4

Camarones crujientes

Tiempo de preparación: 10 minutos Tiempo de cocción: 5 minutos Porciones: 4

Ingredientes:

- 12 camarones grandes, desvenados y pelados
- 2 claras de huevo
- 1 taza de coco rallado
- 1 taza de pan rallado panko
- 1 taza de harina blanca
- Sal y pimienta negra al gusto

Direcciones:

1. En un tazón, mezcle panko con coco y revuelva.

2. Poner harina, sal y pimienta en un segundo bol y batir las claras en un tercero.

3. Sumerja los camarones en la harina, la mezcla de claras de huevo y el coco, colóquelos todos en la canasta de su freidora, cocine a 350 grados F durante 10 minutos volteando hasta la mitad.

4. Disponer en una fuente y servir como aperitivo.

¡Disfrutar!

Nutrición: calorías 140, grasa 4, fibra 0, carbohidratos 3, proteína 4

Aperitivo de camarones cajún

Tiempo de preparación: 10 minutos Tiempo de cocción: 5 minutos Porciones: 2

Ingredientes:

- 20 camarones tigre, pelados y desvenados
- Sal y pimienta negra al gusto
- ½ cucharadita de condimento de laurel viejo
- 1 cucharada de aceite de oliva
- ¼ de cucharadita de pimentón ahumado

Direcciones:

1. En un tazón, mezcle los camarones con aceite, sal, pimienta, condimento de laurel viejo y pimentón y revuelva para cubrir.

2. Coloque los camarones en la canasta de su freidora y cocine a 390 grados F durante 5 minutos.

3. Colócalos en una fuente y sírvelos como aperitivo.

¡Disfrutar!

Nutrición: calorías 162, grasa 6, fibra 4, carbohidratos 8, proteína 14

Palitos de pescado crujientes

Tiempo de preparación: 10 minutos Tiempo de cocción: 12 minutos Porciones: 2

Ingredientes:

- 4 onzas de pan rallado
- 4 cucharadas de aceite de oliva
- 1 huevo batido
- 4 filetes de pescado blanco, deshuesados, sin piel y cortados en palitos medianos
- Sal y pimienta negra al gusto

Direcciones:

1. En un bol, mezcle el pan rallado con aceite y revuelva bien.

2. Poner el huevo en un segundo bol, agregar sal y pimienta y batir bien.

3. Sumerja el palito de pescado en el huevo y en la mezcla de pan rallado, colóquelos en la canasta de su freidora y cocine a 360 grados F durante 12 minutos.

4. Disponga los palitos de pescado en una fuente y sírvalos como aperitivo.

¡Disfrutar!

Nutrición: calorías 160, grasa 3, fibra 5, carbohidratos 12, proteína 3

Nuggets de pescado

Tiempo de preparación: 10 minutos Tiempo de cocción: 12 minutos Porciones: 4

Ingredientes:

- 28 onzas de filetes de pescado, sin piel y cortados en trozos medianos
- Sal y pimienta negra al gusto
- 5 cucharadas de harina
- 1 huevo batido
- 5 cucharadas de agua
- 3 onzas de pan rallado panko
- 1 cucharada de ajo en polvo
- 1 cucharada de pimentón ahumado
- 4 cucharadas de mayonesa casera
- Jugo de limón de ½ limón
- 1 cucharadita de eneldo seco
- Spray para cocinar

Direcciones:

1. En un bol, mezcle la harina con el agua y revuelva bien.

2. Agrega el huevo, la sal y la pimienta y bate bien.

3. En un segundo tazón, mezcle panko con ajo en polvo y pimentón y revuelva bien.

4. Sumerja los trozos de pescado en la mezcla de harina y huevo y luego en la mezcla de panko, colóquelos en la canasta de su freidora, rocíelos con aceite de cocina y cocine a 400 grados F durante 12 minutos.

5. Mientras tanto, en un bol mezcle la mayonesa con el eneldo y el jugo de limón y bata bien.

6. Coloque las pepitas de pescado en una fuente y sírvalas con mayonesa de eneldo a un lado.

¡Disfrutar!

Nutrición: calorías 332, grasa 12, fibra 6, carbohidratos 17, proteína 15

Rollitos de Camarones y Castañas

Tiempo de preparación: 10 minutos Tiempo de cocción: 15 minutos Porciones: 4

Ingredientes:

- ½ libra de camarones ya cocidos, picados
- 8 onzas de castañas de agua, picadas
- ½ libras de hongos shiitake, picados
- 2 tazas de repollo picado
- 2 cucharadas de aceite de oliva
- 1 diente de ajo picado
- 1 cucharadita de jengibre rallado
- 3 cebolletas picadas
- Sal y pimienta negra al gusto
- 1 cucharada de agua
- 1 yema de huevo
- 6 envoltorios de rollitos de primavera

Direcciones:

1. Calentar una sartén con el aceite a fuego medio alto, agregar repollo, camarones, castañas, champiñones, ajo, jengibre, cebolletas, sal y pimienta, remover y cocinar por 2 minutos.
2. En un bol, mezcle el huevo con agua y revuelva bien.
3. Coloque los rollos de envoltura en una superficie de trabajo, divida los camarones y la mezcla de verduras sobre ellos, selle los bordes con huevo batido, colóquelos todos en la canasta de su freidora, cocine a 360 grados F durante 15 minutos, transfiera a una fuente y sirva como aperitivo.

¡Disfrutar!

Nutrición: calorías 140, grasa 3, fibra 1, carbohidratos 12, proteína 3

Aperitivo de mariscos

Tiempo de preparación: 10 minutos Tiempo de cocción: 25 minutos Porciones: 4

Ingredientes:

- ½ taza de cebolla amarilla picada
- 1 taza de pimiento verde picado
- 1 taza de apio picado
- 1 taza de camarones baby, pelados y desvenados
- 1 taza de carne de cangrejo, desmenuzada
- 1 taza de mayonesa casera
- 1 cucharadita de salsa Worcestershire
- Sal y pimienta negra al gusto
- 2 cucharadas de pan rallado
- 1 cucharada de mantequilla
- 1 cucharadita de pimentón dulce

Direcciones:

1. En un tazón, mezcle los camarones con la carne de cangrejo, el pimiento, la cebolla, la mayonesa, el apio, la sal y la pimienta y revuelva.

2. Agregue la salsa Worcestershire, revuelva nuevamente y vierta todo en una fuente para hornear que se adapte a su freidora.

3. Espolvoree el pan rallado y agregue mantequilla, introdúzcalo en su freidora y cocine a 320 grados F durante 25 minutos, agitando hasta la mitad.

4. Dividir en un tazón y servir con pimentón espolvoreado encima como aperitivo.

¡Disfrutar!

Nutrición: calorías 200, grasa 1, fibra 2, carbohidratos 5, proteína 1

Albóndigas de salmón

Tiempo de preparación: 10 minutos Tiempo de cocción: 12 minutos Porciones: 4

Ingredientes:

- 3 cucharadas de cilantro picado
- 1 libra de salmón, sin piel y picado
- 1 cebolla amarilla pequeña, picada
- 1 clara de huevo
- Sal y pimienta negra al gusto
- 2 dientes de ajo picados
- ½ cucharadita de pimentón
- ¼ taza de panko
- ½ cucharadita de orégano, molido
- Spray para cocinar

Direcciones:

1. En su procesador de alimentos, mezcle el salmón con la cebolla, el cilantro, la clara de huevo, los dientes de ajo, la sal, la pimienta, el pimentón y el orégano y revuelva bien.

2. Agrega panko, licúa nuevamente y dale forma a las albóndigas de esta mezcla usando tus palmas.

3. Colóquelos en la canasta de su freidora, rocíelos con aceite en aerosol y cocine a 320 grados F durante 12 minutos agitando la freidora hasta la mitad.

4. Coloca las albóndigas en una fuente y sírvelas como aperitivo.

¡Disfrutar!

Nutrición: calorías 289, grasa 12, fibra 3, carbohidratos 22, proteína 23

Alitas De Pollo Fáciles

Tiempo de preparación: 10 minutos Tiempo de cocción: 1 hora Porciones: 2

Ingredientes:

- 16 piezas de alitas de pollo
- Sal y pimienta negra al gusto
- ¼ taza de mantequilla
- ¾ taza de fécula de patata
- ¼ taza de miel
- 4 cucharadas de ajo picado

Direcciones:

1. En un tazón, mezcle las alitas de pollo con sal, pimienta y almidón de papa, mezcle bien, transfiéralas a la canasta de su freidora, cocínelas a 380 grados F durante 25 minutos y a 400 grados F durante 5 minutos más.

2. Mientras tanto, calienta una sartén con la mantequilla a fuego medio alto, derrita, agrega el ajo, revuelve, cocina por 5 minutos y luego mezcla con sal, pimienta y miel.

3. Batir bien, cocinar a fuego medio durante 20 minutos y retirar del fuego.

4. Coloque las alitas de pollo en una fuente, rocíe la salsa de miel por todas partes y sirva como aperitivo.

¡Disfrutar!

Nutrición: calorías 244, grasa 7, fibra 3, carbohidratos 19, proteína 8

Rollos de pechuga de pollo

Tiempo de preparación: 10 minutos Tiempo de cocción: 22 minutos Porciones: 4

Ingredientes:

- 2 tazas de espinacas tiernas
- 4 pechugas de pollo, deshuesadas y sin piel
- 1 taza de tomates secos, picados
- Sal y pimienta negra al gusto
- 1 y ½ cucharada de condimento italiano
- 4 rodajas de mozzarella
- Un chorrito de aceite de oliva

Direcciones:

1. Aplanar las pechugas de pollo con un ablandador de carne, dividir los tomates, la mozzarella y las espinacas, sazonar con sal, pimienta y condimento italiano, enrollar y sellar.

2. Colóquelos en la canasta de su freidora, rocíe un poco de aceite sobre ellos y cocine a 375 grados F durante 17 minutos, volteando una vez.

3. Coloque los rollos de pollo en una fuente y sírvalos como aperitivo.

¡Disfrutar!

Nutrición: calorías 300, grasa 1, fibra 4, carbohidratos 7, proteína 10

Palitos de pechuga de pollo crujientes

Tiempo de preparación: 10 minutos Tiempo de cocción: 16 minutos Porciones: 4

Ingredientes:

- ¾ taza de harina blanca
- 1 libra de pechuga de pollo, sin piel, deshuesada y cortada en palitos medianos
- 1 cucharadita de pimentón dulce
- 1 taza de pan rallado panko
- 1 huevo batido
- Sal y pimienta negra al gusto
- ½ cucharada de aceite de oliva
- Ralladura de 1 limón rallado

Direcciones:

1. En un bol, mezcle el pimentón con la harina, la sal, la pimienta y la ralladura de limón y revuelva.

2. Ponga el huevo batido en otro bol y el pan rallado panko en un tercero.

3. Drague los trozos de pollo en harina, huevo y panko y colóquelos en la canasta de su freidora forrada, rocíe el aceite sobre ellos, cocine a 400 grados F durante 8 minutos, voltee y cocine por 8 minutos más.

4. Colócalos en una fuente y sírvelos como bocadillo.

¡Disfrutar!

Nutrición: calorías 254, grasa 4, fibra 7, carbohidratos 20, proteína 22

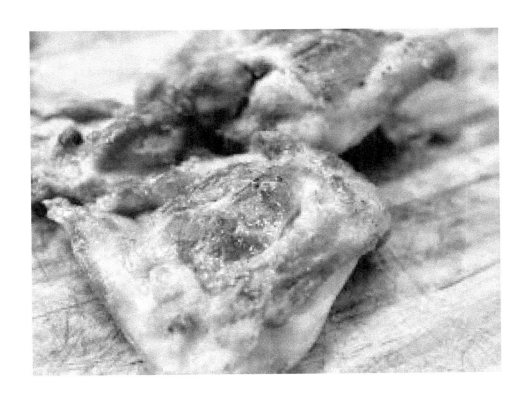

Rollo de carne s

Tiempo de preparación: 10 minutos Tiempo de cocción: 14 minutos Porciones: 4

Ingredientes:
- 2 libras de filete de res, abierto y aplanado con un ablandador de carne
- Sal y pimienta negra al gusto
- 1 taza de espinacas tiernas
- 3 onzas de pimiento morrón rojo asado y picado
- 6 lonchas de queso provolone
- 3 cucharadas de pesto

Direcciones:

1. Colocar el filete de res aplanado en una tabla de cortar, esparcir el pesto por todas partes, agregar el queso en una sola capa, agregar pimientos morrones, espinacas, sal y pimienta al gusto.

2. Enrolle su bistec, asegúrelo con mondadientes, sazone nuevamente con sal y pimienta, coloque el rollo en la canasta de su freidora y cocine a 400 grados F durante 14 minutos, girando el rollo hasta la mitad.

3. Dejar enfriar, cortar en rollos más pequeños de 2 pulgadas, disponer en una fuente y servirlos como aperitivo.

¡Disfrutar!

Nutrición: calorías 230, grasa 1, fibra 3, carbohidratos 12, proteína 10

Empanadas

Tiempo de preparación: 10 minutos Tiempo de cocción: 25 minutos Porciones: 4

Ingredientes:

- 1 paquete de conchas de empanada
- 1 cucharada de aceite de oliva
- 1 libra de carne de res, molida
- 1 cebolla amarilla picada
- Sal y pimienta negra al gusto
- 2 dientes de ajo picados
- ½ cucharadita de comino molido
- ¼ taza de salsa de tomate
- 1 yema de huevo batida con 1 cucharada de agua
- 1 pimiento morrón verde picado

Direcciones:

1. Calentar una sartén con el aceite a fuego medio alto, agregar la carne y dorar por todos lados.
2. Agregue la cebolla, el ajo, la sal, la pimienta, el pimiento y la salsa de tomate, revuelva y cocine por 15 minutos.
3. Dividir la carne cocida en cáscaras de empanada, untarlas con huevo y sellar.
4. Colóquelos en la canasta vaporera de su freidora y cocine a 350 grados F durante 10 minutos.
5. Disponer en una fuente y servir como aperitivo.

¡Disfrutar!

Nutrición: calorías 274, grasa 17, fibra 14, carbohidratos 20, proteína 7

Albóndigas Griegas De Cordero

Tiempo de preparación: 10 minutos Tiempo de cocción: 8 minutos Porciones: 10

Ingredientes:

- 4 onzas de carne de cordero picada
- Sal y pimienta negra al gusto
- 1 rebanada de pan tostado y desmenuzado
- 2 cucharadas de queso feta, desmenuzado
- ½ cucharada de piel de limón rallada
- 1 cucharada de orégano picado

Direcciones:

1. En un bol, combine la carne con pan rallado, sal, pimienta, queso feta, orégano y cáscara de limón, revuelva bien, forme 10 albóndigas y colóquelas en su freidora.
2. Cocine a 400 grados F durante 8 minutos, colóquelos en una fuente y sirva como aperitivo.

¡Disfrutar!

Nutrición: calorías 234, grasa 12, fibra 2, carbohidratos 20, proteína 30

Rollos de ternera

Tiempo de preparación: 10 minutos Tiempo de cocción: 15 minutos Porciones: 4

Ingredientes:

- 14 onzas de caldo de res
- 7 onzas de vino blanco
- 4 chuletas de ternera
- Sal y pimienta negra al gusto
- 8 hojas de salvia
- 4 lonchas de jamón
- 1 cucharada de mantequilla derretida

Direcciones:

1. Calentar una sartén con el caldo a fuego medio alto, agregar el vino, cocinar hasta que reduzca, quitar el fuego y dividir en tazones pequeños
2. Sazone las chuletas con sal y pimienta, cubra con salvia y enrolle cada una en lonchas de jamón.

3. Unte los rollos con mantequilla, colóquelos en la canasta de su freidora y cocine a 400 grados F durante 15 minutos.
4. Coloque los panecillos en una fuente y sírvalos con la salsa a un lado.

¡Disfrutar!

Nutrición: calorías 260, grasa 12, fibra 1, carbohidratos 22, proteína 21

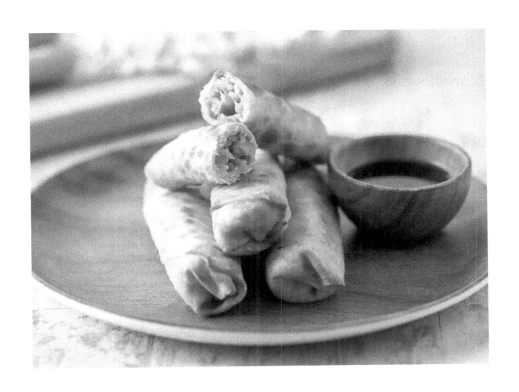

Rollos de cerdo

Tiempo de preparación: 10 minutos Tiempo de cocción: 40 minutos Porciones: 4

Ingredientes:

- 1 filete de cerdo de 15 onzas
- ½ cucharadita de chile en polvo
- 1 cucharadita de canela en polvo
- 1 diente de ajo picado
- Sal y pimienta negra al gusto
- 2 cucharadas de aceite de oliva
- 1 y ½ cucharadita de comino, molido
- 1 cebolla morada picada
- 3 cucharadas de perejil picado

Direcciones:

1. En un bol, mezcle la canela con el ajo, la sal, la pimienta, el chile en polvo, el aceite, la cebolla, el perejil y el comino y revuelva bien.
2. Coloque el filete de cerdo en una tabla de cortar, aplánelo con un ablandador de carne. Y use un ablandador de carne para aplanarlo.

3. Unte la mezcla de cebolla sobre la carne de cerdo, enrolle bien, córtela en rollos medianos, colóquelos en su freidora precalentada a 360 grados F y cocínelos durante 35 minutos.
4. Colócalos en una fuente y sírvelos como aperitivo.

¡Disfrutar!

Nutrición: calorías 304, grasa 12, fibra 1, carbohidratos 15, proteína 23

Empanadas de carne

Tiempo de preparación: 10 minutos Tiempo de cocción: 8 minutos Porciones: 4

Ingredientes:

- 14 onzas de carne de res, picada
- 2 cucharadas de jamón cortado en tiras
- 1 puerro picado
- 3 cucharadas de pan rallado
- Sal y pimienta negra al gusto
- ½ cucharadita de nuez moscada molida

Direcciones:

1. En un bol, mezcle la carne con el puerro, la sal, la pimienta, el jamón, el pan rallado y la nuez moscada, revuelva bien y forme pequeñas hamburguesas con esta mezcla.
2. Colóquelos en la canasta de su freidora, cocine a 400 grados F durante 8 minutos, colóquelos en una fuente y sirva como aperitivo.

¡Disfrutar!

Nutrición: calorías 260, grasa 12, fibra 3, carbohidratos 12, proteína 21

Rollos de pimiento morrón asado

Tiempo de preparación: 10 minutos Tiempo de cocción: 10 minutos Porciones: 8

Ingredientes:

- 1 pimiento amarillo, cortado por la mitad
- 1 pimiento naranja, cortado por la mitad
- Sal y pimienta negra al gusto
- 4 onzas de queso feta, desmenuzado
- 1 cebolla verde picada
- 2 cucharadas de orégano picado

Direcciones:

1. En un bol mezclar el queso con la cebolla, el orégano, la sal y la pimienta y batir bien.
2. Coloque las mitades de pimiento morrón en la canasta de su freidora, cocine a 400 grados F durante 10 minutos, transfiéralas a una tabla de cortar, enfríe y pele.
3. Divida la mezcla de queso en cada mitad de pimiento, enrolle, asegure con palillos, coloque en una fuente y sirva como aperitivo.

¡Disfrutar!

Nutrición: calorías 170, grasa 1, fibra 2, carbohidratos 8, proteína 5

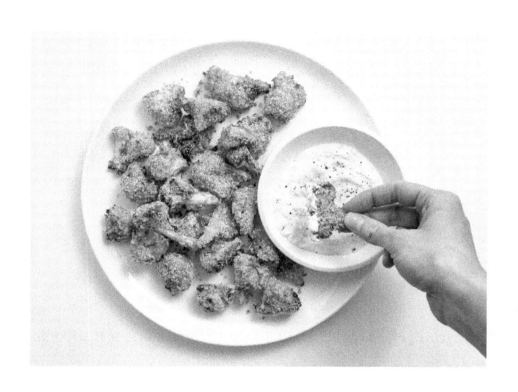

Pimientos rellenos

Tiempo de preparación: 10 minutos Tiempo de cocción: 8 minutos Porciones: 8

Ingredientes:

- 8 pimientos morrones pequeños, sin la parte superior y sin semillas
- 1 cucharada de aceite de oliva
- Sal y pimienta negra al gusto
- 3,5 onzas de queso de cabra, cortado en 8 trozos

Direcciones:

1. En un tazón, mezcle el queso con aceite con sal y pimienta y revuelva para cubrir.

2. Rellene cada pimiento con queso de cabra, colóquelos en la canasta de su freidora, cocine a 400 grados F durante 8 minutos, colóquelos en una fuente y sirva como aperitivo.

¡Disfrutar!

Nutrición: calorías 120, grasa 1, fibra 1, carbohidratos 12, proteína 8

Aperitivo de tomates con hierbas

Tiempo de preparación: 10 minutos Tiempo de cocción: 20 minutos Porciones: 2

Ingredientes:

- 2 tomates, cortados por la mitad
- Spray para cocinar
- Sal y pimienta negra al gusto
- 1 cucharadita de perejil seco
- 1 cucharadita de albahaca seca
- 1 cucharadita de orégano seco
- 1 cucharadita de romero seco

Direcciones:

1. Rocíe las mitades de tomate con aceite de cocina, sazone con sal, pimienta, perejil, albahaca, orégano y romero por encima.

2. Colóquelos en la canasta de su freidora y cocine a 320 grados F durante 20 minutos.

3. Colócalos en una fuente y sírvelos como aperitivo.

¡Disfrutar!

Nutrición: calorías 100, grasa 1, fibra 1, carbohidratos 4, proteína 1

Bolas de aceitunas

Tiempo de preparación: 10 minutos Tiempo de cocción: 4 minutos Porciones: 6

Ingredientes:
- 8 aceitunas negras, sin hueso y picadas
- Sal y pimienta negra al gusto
- 2 cucharadas de pesto de tomate seco
- 14 rodajas de pepperoni, picadas
- 4 onzas de queso crema
- 1 cucharada de albahaca picada

Direcciones:

1. En un bol, mezcle el queso crema con sal, pimienta, albahaca, pepperoni, pesto y aceitunas negras, revuelva bien y forme bolitas con esta mezcla.

2. Colóquelos en la canasta de su freidora, cocine a 350 grados F durante 4 minutos, colóquelos en una fuente y sirva como refrigerio.

¡Disfrutar!

Nutrición: calorías 100, grasa 1, fibra 0, carbohidratos 8, proteína 3

Bolas de jalapeño

Tiempo de preparación: 10 minutos Tiempo de cocción: 4 minutos Porciones: 3

Ingredientes:

- 3 rebanadas de tocino, cocidas y desmenuzadas
- 3 onzas de queso crema
- ¼ de cucharadita de cebolla en polvo
- Sal y pimienta negra al gusto
- 1 chile jalapeño picado
- ½ cucharadita de perejil seco
- ¼ de cucharadita de ajo en polvo

Direcciones:

1. En un tazón, mezcle el queso crema con el chile jalapeño, la cebolla y el ajo en polvo, el perejil, el tocino, la sal y la pimienta y revuelva bien.

2. Forme bolitas con esta mezcla, colóquelas en la canasta de su freidora, cocine a 350 grados F durante 4 minutos, colóquelas en una fuente y sirva como aperitivo.

¡Disfrutar!

Nutrición: calorías 172, grasa 4, fibra 1, carbohidratos 12, proteína 5

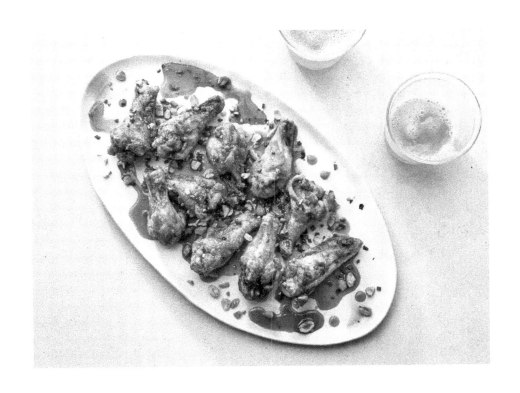

Camarones envueltos

Tiempo de preparación: **10 minutos** Tiempo de cocción: **8 minutos** Porciones: **16**

Ingredientes:

- 2 cucharadas de aceite de oliva
- 10 onzas de camarones ya cocidos, pelados y desvenados
- 1 cucharada de menta picada
- 1/3 taza de moras, molidas
- 11 prosciutto en rodajas
- 1/3 taza de vino tinto

Direcciones:

1. Envuelva cada camarón en rodajas de prosciutto, rocíe el aceite sobre ellos, frótelos bien, colóquelos en su freidora precalentada a 390 grados F y fríelos durante 8 minutos.
2. Mientras tanto, calienta una sartén con moras molidas a fuego medio, agrega la menta y el vino, revuelve, cocina por 3 minutos y retira del fuego.
3. Coloque los camarones en un plato, rocíe con salsa de moras y sirva como aperitivo.

¡Disfrutar!

Nutrición: calorías 224, grasa 12, fibra 2, carbohidratos 12, proteína 14

Empanadas de brócoli

Tiempo de preparación: 10 minutos Tiempo de cocción: 10 minutos Porciones: 12

Ingredientes:

- 4 tazas de floretes de brócoli
- 1 y ½ taza de harina de almendras
- 1 cucharadita de pimentón
- Sal y pimienta negra al gusto
- 2 huevos
- ¼ taza de aceite de oliva
- 2 tazas de queso cheddar rallado
- 1 cucharadita de ajo en polvo
- ½ cucharadita de vinagre de sidra de manzana
- ½ cucharadita de bicarbonato de sodio

Direcciones:

1. Coloque los floretes de brócoli en su procesador de alimentos, agregue sal y pimienta, mezcle bien y transfiera a un tazón.

2. Agregue harina de almendras, sal, pimienta, pimentón, ajo en polvo, bicarbonato de sodio, queso, aceite, huevos y vinagre, revuelva bien y forme 12 hamburguesas con esta mezcla.

3. Colóquelos en la canasta de su freidora precalentada y cocine a 350 grados F durante 10 minutos.

4. Coloque las empanadas en una fuente y sírvalas como aperitivo.

¡Disfrutar!

Nutrición: calorías 203, grasa 12, fibra 2, carbohidratos 14, proteína 2

Diferentes Pimientos Rellenos

Tiempo de preparación: 10 minutos Tiempo de cocción: 20 minutos Porciones: 6

Ingredientes:

- 1 libra de pimientos morrones, cortados por la mitad
- Sal y pimienta negra al gusto
- 1 cucharadita de ajo en polvo
- 1 cucharadita de pimentón dulce
- ½ cucharadita de orégano seco
- ¼ de cucharadita de hojuelas de pimiento rojo
- 1 libra de carne de res, molida
- 1 y ½ tazas de queso cheddar, rallado
- 1 cucharada de chile en polvo
- 1 cucharadita de comino, molido
- Crema agria para servir

Direcciones:

1. En un tazón, mezcle el chile en polvo con pimentón, sal, pimienta, comino, orégano, hojuelas de pimienta y ajo en polvo y revuelva.

2. Calentar una sartén a fuego medio, agregar la carne, revolver y dorar por 10 minutos.

3. Agregue la mezcla de chile en polvo, revuelva, retire del fuego y rellene las mitades de pimiento con esta mezcla.

4. Espolvoree queso por todas partes, coloque los pimientos en la canasta de la freidora y cocínelos a 350 grados F durante 6 minutos.

5. Coloca los pimientos en una fuente y sírvelos acompañados de crema agria.

¡Disfrutar!

Nutrición: calorías 170, grasa 22, fibra 3, carbohidratos 6, proteína 27

Bocadillo de calabacín con queso

Tiempo de preparación: 10 minutos Tiempo de cocción: 8 minutos Porciones: 4

Ingredientes:

- 1 taza de mozzarella, rallada
- ¼ taza de salsa de tomate
- 1 calabacín en rodajas
- Sal y pimienta negra al gusto
- Una pizca de comino
- Spray para cocinar

Direcciones:

1. Coloque las rodajas de calabacín en la canasta de su freidora, rocíelas con aceite de cocina, extienda la salsa de tomate por todas partes, sazone con sal, pimienta, comino, espolvoree mozzarella al final y cocínelas a 320 grados F durante 8 minutos.
2. Colócalos en una fuente y sírvelos como bocadillo.

¡Disfrutar!

Nutrición: calorías 150, grasa 4, fibra 2, carbohidratos 12, proteína 4

Bolas de espinacas

Tiempo de preparación: 10 minutos Tiempo de cocción: 7 minutos Porciones: 30

Ingredientes:

- 4 cucharadas de mantequilla derretida
- 2 huevos
- 1 taza de harina
- 16 onzas de espinacas
- 1/3 taza de queso feta, desmenuzado
- ¼ de cucharadita de nuez moscada molida
- 1/3 taza de parmesano rallado
- Sal y pimienta negra al gusto
- 1 cucharada de cebolla en polvo
- 3 cucharadas de crema batida
- 1 cucharadita de ajo en polvo

Direcciones:

1. En tu licuadora, mezcla las espinacas con la mantequilla, los huevos, la harina, el queso feta, el parmesano, la nuez moscada, la nata para montar, la sal, la pimienta, la cebolla y el ají, licúa muy bien y mantén en el congelador por 10 minutos.

2. Forme 30 bolas de espinaca, colóquelas en la canasta de su freidora y cocine a 300 grados F durante 7 minutos.

3. Sirve como aperitivo de fiesta.

¡Disfrutar!

Nutrición: calorías 60, grasa 5, fibra 1, carbohidratos 1, proteína 2

Aperitivo de Hongos

Tiempo de preparación: 10 minutos Tiempo de cocción: 10 minutos Porciones: 4

Ingredientes:

- ¼ de taza de mayonesa
- 1 cucharadita de ajo en polvo
- 1 cebolla amarilla pequeña, picada
- 24 onzas de tapas de champiñones blancos
- Sal y pimienta negra al gusto
- 1 cucharadita de curry en polvo
- 4 onzas de queso crema, suave
- ¼ taza de crema agria
- ½ taza de queso mexicano, rallado
- 1 taza de camarones, cocidos, pelados, desvenados y picados

Direcciones:

1. En un bol, mezcla la mayonesa con ajo en polvo, cebolla, curry en polvo, queso crema, crema agria, queso mexicano, camarones, sal y pimienta al gusto y bate bien.

2. Rellene los champiñones con esta mezcla, colóquelos en la canasta de su freidora y cocine a 300 grados F durante 10 minutos.

3. Disponer en una fuente y servir como aperitivo.

¡Disfrutar!

Nutrición: calorías 200, grasa 20, fibra 3, carbohidratos 16, proteína 14

Alas de fiesta con queso

Tiempo de preparación: 10 minutos Tiempo de cocción: 12 minutos Porciones: 6

Ingredientes:

- 6 libras de alitas de pollo, cortadas por la mitad
- Sal y pimienta negra al gusto
- ½ cucharadita de condimento italiano
- 2 cucharadas de mantequilla
- ½ taza de queso parmesano rallado
- Una pizca de hojuelas de pimiento rojo triturado
- 1 cucharadita de ajo en polvo
- 1 huevo

Direcciones:

1. Coloque las alitas de pollo en la canasta de su freidora y cocine a 390 grados F y cocine por 9 minutos.
2. Mientras tanto, en tu licuadora, mezcla la mantequilla con el queso, huevo, sal, pimienta, hojuelas de pimienta, ajo en polvo y condimento italiano y licúa muy bien.

3. Saque las alitas de pollo, vierta salsa de queso sobre ellas, mezcle para cubrir bien y cocine en la canasta de su freidora a 390 grados F durante 3 minutos.

4. Sírvelos como aperitivo.

¡Disfrutar!

Nutrición: calorías 204, grasa 8, fibra 1, carbohidratos 18, proteína 14

Palitos de queso

Tiempo de preparación: 1 hora y 10 minutos Tiempo de cocción: 8 minutos Porciones: 16

Ingredientes:

- 2 huevos batidos
- Sal y pimienta negra al gusto
- 8 tiras de queso mozzarella, cortadas en mitades
- 1 taza de parmesano rallado
- 1 cucharada de condimento italiano
- Spray para cocinar
- 1 diente de ajo picado

Direcciones:

1. En un tazón, mezcle el parmesano con sal, pimienta, condimento italiano y ajo y revuelva bien.
2. Ponga los huevos batidos en otro bol.
3. Sumerja los palitos de mozzarella en la mezcla de huevo y luego en la mezcla de queso.
4. Vuelve a sumergirlos en huevo y en la mezcla de parmesano y guárdalos en el congelador durante 1 hora.

5. Rocíe los palitos de queso con aceite de cocina, colóquelos en la canasta de su freidora y cocine a 390 grados F durante 8 minutos volteándolos a la mitad.

6. Colócalos en una fuente y sírvelos como aperitivo.

¡Disfrutar!

Nutrición: calorías 140, grasa 5, fibra 1, carbohidratos 3, proteína 4

Bocadillo de tocino dulce

Tiempo de preparación: 10 minutos Tiempo de cocción: 30 minutos Porciones: 16

Ingredientes:

- ½ cucharadita de canela en polvo
- 16 rebanadas de tocino
- 1 cucharada de aceite de aguacate
- 3 onzas de chocolate amargo
- 1 cucharadita de extracto de arce

Direcciones:

1. Coloque las rodajas de tocino en la canasta de su freidora, espolvoree la mezcla de canela sobre ellas y cocínelas a 300 grados F durante 30 minutos.
2. Calienta una olla con el aceite a fuego medio, agrega el chocolate y revuelve hasta que se derrita.
3. Agrega el extracto de arce, revuelve, retira el fuego y deja enfriar un poco.
4. Saca las tiras de tocino del horno, déjalas enfriar, sumerge cada una en la mezcla de chocolate, colócalas

sobre un papel pergamino y déjalas enfriar por completo.

5. Sirva frío como bocadillo.

¡Disfrutar!

Nutrición: calorías 200, grasa 4, fibra 5, carbohidratos 12, proteína 3

Rollos de pollo

Tiempo de preparación: 2 horas y 10 minutos Tiempo de cocción: 10 minutos Porciones: 12

Ingredientes:
- 4 onzas de queso azul, desmenuzado
- 2 tazas de pollo cocido y picado
- Sal y pimienta negra al gusto
- 2 cebollas verdes picadas
- 2 tallos de apio, finamente picados
- ½ taza de salsa de tomate
- 12 envoltorios de rollo de huevo
- Spray para cocinar

Direcciones:
1. En un bol mezclar la carne de pollo con queso azul, sal, pimienta, cebollín, apio y salsa de tomate, revolver bien y conservar en el frigorífico 2 horas.
2. Coloque las envolturas de huevo sobre una superficie de trabajo, divida la mezcla de pollo sobre ellas, enrolle y selle los bordes.

3. Coloque los rollos en la canasta de su freidora, rocíelos con aceite de cocina y cocine a 350 grados F durante 10 minutos, volteándolos a la mitad.

¡Disfrutar!

Nutrición: calorías 220, grasa 7, fibra 2, carbohidratos 14, proteína 10

Sabrosas galletas de col rizada y apio

Tiempo de preparación: 10 minutos Tiempo de cocción: 20 minutos Porciones: 6

Ingredientes:

- 2 tazas de semillas de lino, molidas
- 2 tazas de semillas de lino, remojadas durante la noche y escurridas
- 4 manojos de col rizada picada
- 1 manojo de albahaca picada
- ½ manojo de apio picado
- 4 dientes de ajo picados
- 1/3 taza de aceite de oliva

Direcciones:

1. En su procesador de alimentos, mezcle la linaza molida con el apio, la col rizada, la albahaca y el ajo y mezcle bien.

2. Agregue aceite y linaza remojada y mezcle nuevamente, extienda en la sartén de su freidora, córtelas en galletas medianas y cocínelas a 380 grados F durante 20 minutos.

3. Dividir en tazones y servir como aperitivo.

¡Disfrutar!

Nutrición: calorías 143, grasa 1, fibra 2, carbohidratos 8, proteína 4

Virutas de clara de huevo

Tiempo de preparación: 5 minutos Tiempo de cocción: 8 minutos Porciones: 2

Ingredientes:

- ½ cucharada de agua
- 2 cucharadas de queso parmesano rallado
- 4 claras de huevos
- Sal y pimienta negra al gusto

Direcciones:

1. En un bol, mezclar las claras de huevo con sal, pimienta y agua y batir bien.
2. Coloque esto en un molde para muffins que se ajuste a su freidora, espolvoree queso encima, introdúzcalo en su freidora y cocine a 350 grados F durante 8 minutos.
3. Disponga las claras de huevo en un plato y sírvalas como bocadillo.

¡Disfrutar!

Nutrición: calorías 180, grasa 2, fibra 1, carbohidratos 12, proteína 7

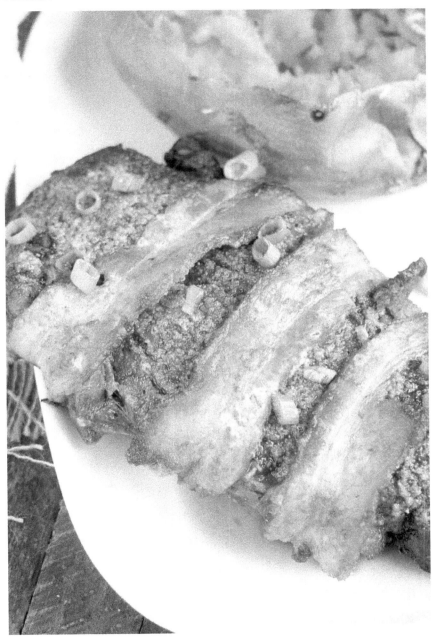

Tortas de atún

Tiempo de preparación: 10 minutos Tiempo de cocción: 10 minutos Porciones: 12

Ingredientes:

- 15 onzas de atún enlatado, escurrido y desmenuzado
- 3 huevos
- ½ cucharadita de eneldo seco
- 1 cucharadita de perejil seco
- ½ taza de cebolla morada picada
- 1 cucharadita de ajo en polvo
- Sal y pimienta negra al gusto
- Spray para cocinar

Direcciones:

1. En un bol, mezcle el atún con sal, pimienta, eneldo, perejil, cebolla, ajo en polvo y huevos, revuelva bien y forme tortas medianas con esta mezcla.

2. Coloque los pasteles de atún en la canasta de su freidora, rocíelos con aceite de cocina y cocine a 350 grados F durante 10 minutos, volteándolos a la mitad.

3. Colócalos en una fuente y sírvelos como aperitivo.

¡Disfrutar!

Nutrición: calorías 140, grasa 2, fibra 1, carbohidratos 8, proteína 6

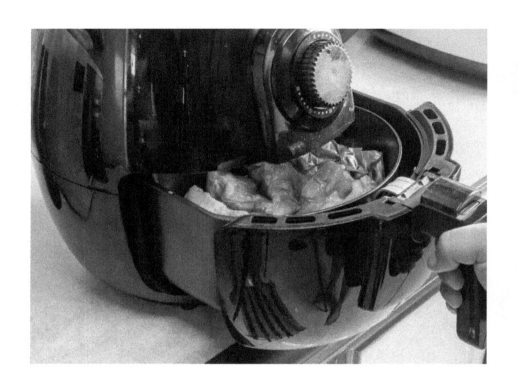

Snack de Calamares y Camarones

Tiempo de preparación: 10 minutos Tiempo de cocción: 20 minutos Porciones: 1

Ingredientes:

- 8 onzas de calamares, cortados en aros medianos
- 7 onzas de camarones, pelados y desvenados
- 1 huevo
- 3 cucharadas de harina blanca
- 1 cucharada de aceite de oliva
- 2 cucharadas de aguacate picado
- 1 cucharadita de pasta de tomate
- 1 cucharada de mayonesa
- Un chorrito de salsa Worcestershire
- 1 cucharadita de jugo de limón
- Sal y pimienta negra al gusto
- ½ cucharadita de cúrcuma en polvo

Direcciones:

1. En un tazón, bata el huevo con aceite, agregue los aros de calamares y los camarones y revuelva para cubrir.

2. En otro tazón, mezcle la harina con sal, pimienta y cúrcuma y revuelva.

3. Drague los calamares y los camarones en esta mezcla, colóquelos en la canasta de su freidora y cocine a 350 grados F durante 9 minutos, volteándolos una vez.

4. Mientras tanto, en un bol, mezcle el aguacate con la mayonesa y la pasta de tomate y triture con un tenedor.

5. Agregue la salsa Worcestershire, el jugo de limón, la sal y la pimienta y revuelva bien.

6. Coloca los calamares y los camarones en una fuente y sírvelos con la salsa a un lado.

¡Disfrutar!

Nutrición: calorías 288, grasa 23, fibra 3, carbohidratos 10, proteína 15

Tortas De Coliflor

Tiempo de preparación: 10 minutos Tiempo de cocción: 10 minutos Porciones: 6

Ingredientes:

- 3 y ½ tazas de arroz con coliflor
- 2 huevos
- ¼ taza de harina blanca
- ½ taza de parmesano rallado
- Sal y pimienta negra al gusto
- Spray para cocinar

Direcciones:

1. En un bol, mezcle el arroz de coliflor con sal y pimienta, revuelva y exprima el exceso de agua.

2. Transfiera la coliflor a otro bol, agregue los huevos, la sal, la pimienta, la harina y el parmesano, revuelva muy bien y dé forma a sus pasteles.

3. Engrase su freidora con aceite en aerosol, caliéntela a 400 grados, agregue los pasteles de coliflor y cocínelos durante 10 minutos volteándolos a la mitad.

4. Divida las tortas en platos y sirva como guarnición.

¡Disfrutar!

Nutrición: calorías 125, grasa 2, fibra 6, carbohidratos 8, proteína 3

Coles de Bruselas cremosas

Tiempo de preparación: 10 minutos Tiempo de cocción: 25 minutos Porciones: 8

Ingredientes:

- 3 libras de coles de Bruselas, cortadas a la mitad
- Un chorrito de aceite de oliva
- 1 libra de tocino, picado
- Sal y pimienta negra al gusto
- 4 cucharadas de mantequilla
- 3 chalotas picadas
- 1 taza de leche
- 2 tazas de crema espesa
- ¼ de cucharadita de nuez moscada molida
- 3 cucharadas de rábano picante preparado

Direcciones:

1. Precalentado su freidora a 370 grados F, agregue aceite, tocino, sal y pimienta y coles de Bruselas y mezcle.

2. Agregue la mantequilla, las chalotas, la crema espesa, la leche, la nuez moscada y el rábano picante, mezcle nuevamente y cocine por 25 minutos.

3. Dividir en platos y servir como guarnición.

¡Disfrutar!

Nutrición: calorías 214, grasa 5, fibra 8, carbohidratos 12, proteína 5

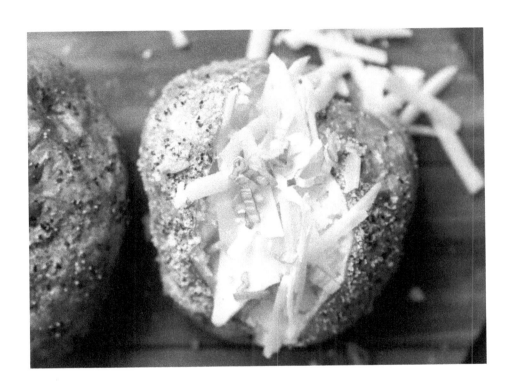

Patatas Fritas De Calabacín

Tiempo de preparación: 10 minutos Tiempo de cocción: 12 minutos Porciones: 4

Ingredientes:

- 1 calabacín, cortado en palitos medianos
- Un chorrito de aceite de oliva
- Sal y pimienta negra al gusto
- 2 huevos batidos
- 1 taza de pan rallado
- ½ taza de harina

Direcciones:

1. Ponga la harina en un bol y mezcle con sal y pimienta y revuelva.
2. Ponga el pan rallado en otro bol.
3. En un tercer tazón mezcle los huevos con una pizca de sal y pimienta.
4. Escurra las patatas fritas de calabacín en harina, luego en huevos y al final en pan rallado.

5. Engrase su freidora con un poco de aceite de oliva, caliéntela a 400 grados F, agregue las papas fritas de calabacín y cocínelas durante 12 minutos.

6. Sírvelos como guarnición.

¡Disfrutar!

Nutrición: calorías 172, grasa 3, fibra 3, carbohidratos 7, proteína 3

Conclusión

Freír al aire es uno de los métodos de cocción más populares en estos días y las freidoras se han convertido en una de las herramientas más increíbles de la cocina.

¡Las freidoras te ayudan a cocinar comidas saludables y deliciosas en poco tiempo! ¡No necesitas ser un experto en la cocina para poder cocinar platos especiales para ti y tus seres queridos!

¡Solo tiene que tener una freidora y este gran libro de cocina de freidora!

¡Pronto preparará los mejores platos e impresionará a todos a su alrededor con sus comidas caseras!

¡Confía en nosotros! ¡Ponga sus manos en una freidora y en esta útil colección de recetas de freidoras y comience su nueva experiencia de cocina!

¡Diviértete!

CPSIA information can be obtained
at www.ICGtesting.com
Printed in the USA
BVHW041515220221
600777BV00006B/358